Dᵣ E. SEILLON

Contribution à l'étude

DE LA

Tuberculose de l'Iris

CONTRIBUTION A L'ÉTUDE

DE LA

TUBERCULOSE DE L'IRIS

SE

CONTRIBUTION A L'ÉTUDE

DE LA

TUBERCULOSE DE L'IRIS

PAR

Le Dr E. SEILLON

LYON

IMPRIMERIE R. SCHNEIDER

Anc^t SCHNEIDER FRÈRES

Quai de l'Hôpital, 9

—

1905

INTRODUCTION

Avant les travaux de Gradenigo en 1868, les ophtal-mologistes ne connaissaient pas nettement la tuberculose de l'iris et classaient les cas observés sous l'étiquette vague de « tumeur granuleuse de l'iris », dénomination qui comprenait aussi des tumeurs n'ayant rien de commun avec la tuberculose.

Depuis, l'attention des cliniciens étant éveillée, on a dépisté un nombre de cas relativement considérable et, chaque année, parurent de nombreuses publications ou communications sur ce sujet.

Ce furent d'abord de longues discussions sur la cause même de la maladie, puis sur son diagnostic et traitement : il y en eut un si grand nombre qu'il nous sera impossible dans l'historique de la question de citer tous les travaux qui s'y rapportent ; nous devrons nous contenter de montrer, avec assez de détails, les premiers travaux qui ont permis d'isoler cette affection, puis nous signalerons les ouvrages qui ont apporté des éléments nouveaux sur la question.

Nous verrons, en effet, se présenter des transformations suivant les différentes opinions dominantes tant

sur la tuberculose, que sur les façons de la dépister et
de la soigner.

Nous nous réserverons de parler, au cours de cet ou-
vrage, des différentes autres publications dans les cha-
pitres qu'intéressent les observations et travaux qu'elles
rapportent.

HISTORIQUE

Tous les classiques s'accordent pour désigner Gradenigo, comme le premier auteur ayant reconnu et décrit la tuberculose de l'iris : cependant Arcoléo prétendait avoir, près de sept ans avant lui, donné une description clinique semblable dans son opuscule sur la tuberculose oculaire.

De plus, si les anciens auteurs confondaient sous le même titre les tumeurs de l'iris avec toutes les autres, il n'en est pas moins vrai que certains semblent bien avoir, en quelque sorte, pressenti la nature tuberculeuse de quelques-unes d'entre elles.

Nous voyons, en effet, Saunders en 1811, décrire des « fongus de l'iris ». Tous les ophtalmologistes signalaient des « tumeurs fongueuses » des « excroissances charnues », (Delarue 1820) : Mackenzie en 1857, les dénommait même « tubercules scrofuleux. »

Ce n'étaient pas seulement des descriptions des grosses tumeurs fongueuses de l'iris, mais encore des tableaux cliniques exacts des « tumeurs granulaires de l'iris » de C. G. Lincke, Von Graefe, Mooren, Hirschsberg et Steinheim.

Toutefois, nous devons reconnaître que si ces travaux ont facilité quelque peu la tâche de Gradenigo, ce n'en est pas moins lui qui le premier a fait le diagnostic de tuberculose de l'iris en s'appuyant sur des examens microscopiques sérieux.

Nous allons citer l'observation de Gradenigo et celle que Perls publia en 1872, car ce sont les deux premières observations complètes et toutes les suivantes n'en diffèrent que de peu.

M. Gradenigo cite ce fait :

« Un jeune homme de 21 ans se présente en août 1868, pour une affection oculaire qui aurait débuté trois mois auparavant. L'œil droit montre les altérations suivantes : faible œdème des paupières, injection rosée autour de la cornée qui est transparente à l'exception de trois points présentant des petits dépôts interstitiels. Ceux-ci sont grisâtres, arrondis, séparés les uns des autres ; ils ont la grandeur d'une tête d'épingle et sont en partie situés sous la membrane de Bowman, en partie sur la membrane de Descemet, et proéminent ainsi dans la chambre antérieure, un peu rétrécie et renfermant de l'humeur aqueuse faiblement trouble.

A l'éclairage oblique : l'iris présente un aspect tomenteux, six à sept corpuscules nettement arrondis de la grandeur d'une moitié de grain de chénevis proéminent, en traversant l'iris, dans la chambre antérieure et se trouvent principalement placés dans le segment inféro-externe, près du bord périphérique et interne. La pupille est étroite, déformée par plusieurs syméchies, la surface capsulaire est légèrement trouble. Le globe oculaire a sa consistance normale, n'est pas sensible et ne montre pas d'irradiation douloureuse dans la région du trijumeau. Peu de larmoiement quoique le malade accuse

une photophobie intense et la sensation de brûlure
sous les paupières.

« Sans cause directe, il se produit de temps à autre
dans la chambre antérieure, des hémorrhagies qui se
résorbent spontanément. Quoique l'examen du poumon·
ne donne aucun renseignement, on fait le diagnostic
d'iritis tuberculeuse et on prescrit un régime roborant.
Sous ce régime, ainsi que sous l'usage de l'atropine, la
maladie paraît s'arrêter quoique la diminution progres-
sive de la vision ne plaide pas dans ce sens. Tout d'un
coup, il se forme un petit bouton sur l'iris de l'œil gauche, absolument semblable à celui de l'œil droit et son
évolution n'est ni précédée, ni accompagnée de phénomènes inflammatoires. La tentative d'exciser une partie
de l'iris malade pour faire l'examen microscopique
échoue à cause d'une hémorrhagie abondante.

« A peu près trois mois après son entrée, le malade
meurt de tuberculose miliaire aiguë.

« L'autopsie démontre que la forme et le volume des
deux yeux sont normaux. La surface interne de la cornée droite est recouverte de plusieurs corpuscules blanchâtres que l'on peut aisément détacher de la membrane de Descemet et qui se trouvent composés d'une
masse caséeuse peu résistante. La chambre antérieure
est presque complètement abolie, l'iris, voilé et décoloré, est attaché en divers points à la capsule.

« Un grand nombre de petits boutons blancs jaunâtres,
absolument identiques à ceux de la cornée, se trouvent
dans le parenchyme de l'iris, principalement à sa surface, et sont placés sur le bord ainsi que sur la circonférence périphérique de l'iris. Aucune altération mor-

bide de la sclérotique, du cristallin et de la rétine. Le corps vitré paraît un peu épaissi. Sur la choroïde, on voit, au voisinage du nerf optique, deux à trois petits boutons isolés, identiques aux autres. On ne rencontre sur l'œil gauche qu'un unique bouton de l'iris, semblable à ceux qui se montrent en si grand nombre dans l'œil droit. L'examen microscopique permet de reconnaître que leur structure est absolument identique à celle des tubercules miliaires. »

Dans l'observation de M. Perls, il s'agit d'un tout petit garçon porteur d'un gros tubercule. L'enfant meurt de granulie. A l'autopsie, on constate que l'infiltration est très solide, occupe l'iris dans la presque totalité de son épaisseur et empiète sur le ligament pectiné aussi bien que sur le corps miliaire.

Le bouton arrive au voisinage de la surface interne de la cornée, sans s'y adosser et s'étend jusqu'à la capsule du cristallin, en la repoussant un peu.

« Nous avons reconnu, dit M. Perls, une irido-cyclite tuberculeuse qui, débutant par la formation d'un bouton, conduit à la production de pus, à l'ulcération cornéenne, à l'infiltration de tout l'iris et d'une partie du corps ciliaire. La choroïde n'a pas de tubercules. Par contre, sur la rétine, en observant attentivement, on observe des petits boutons submiliaires proéminents et nettement circonscrits.

On devait naturellement conclure que l'iris n'était pas, comme on le croyait, indemne de toutes localisations tuberculeuses, mais, qu'au contraire, il pouvait présenter des lésions tuberculeuses comparables à celles trouvées dans la choroïde et décrites par G. de

Mussy, de Jäger, Manz, Frankel, de Graefe, Leber et Conheim.

En 1870, Emile Berthold, de Königsberg, publie un cas où le diagnostic fût fait par le microscope, grâce aux cellules géantes, l'œil ayant été énucléé pour un énorme fongus que l'on croyait être d'origine syphilitique.

Dès lors, les publications se succèdent, appuyant les diagnostics sur l'allure clinique de la maladie et sur la présence des cellules géantes. C'est ainsi que l'on a successivement les publications de Saltini, en 1875, de Manfredi en 1876, de Weiss en 1878. A cette date, Angelucci présente une tuberculose primitive de l'iris chez une fillette ; il énuclée et, à l'examen microscopique, découvre des cellules géantes dans l'espace de Fontana et y place le point de départ de l'infection.

En outre, les travaux de Villemin (1865) sur l'inoculabilité de la tuberculose et l'application qu'en ont tirée Conheim et Salomon, apportent bientôt un nouvel élément de diagnostic. C'est ainsi qu'en 1875, Samelsohn rapporte à la Société d'ophtalmologie d'Heidelberg le cas d'une tuberculose de l'iris secondaire, chez une fillette : le diagnostic avait été basé sur l'inefficacité du traitement mercuriel et sur la détermination tuberculeuse successive par inoculation à cinq générations de lapins.

Dès lors, ce moyen de diagnostic basé sur l'inoculation, fut fréquemment employé, ainsi que nous le voyons dans les observations de Haab, Rüter, Wolf, Falchi.

Lorsque Koch eut découvert le microbe de la tuberculose, on essaya de vérifier le diagnostic par la présence constatée du microbe dans des préparations faites à l'aide de morceaux de tumeur excisée. Si quelques auteurs, tel Gallenga, arrivent à en trouver, on se rend vite compte (Alexander) que, le plus souvent, on ne peut y arriver dans l'œil malade, mais que le diagnostic peut se faire par la constatation plus aisée du bacille de Koch dans l'œil inoculé (Alexander). — (Voyez anatomo-pathologie.)

Lorsque, en 1890, Koch proposa de faire des injections de tuberculine pour dépister la tuberculose, on crut avoir là un moyen certain de diagnostic.

Dans ses communications, Koch présentait en outre sa tuberculine comme ayant des propriétés curatives et vaccinantes : on ne risquait donc rien de l'essayer.

Malheureusement l'innocuité est loin d'être certaine et, en France, on est généralement resté sous l'impression fâcheuse des mauvais résultats et des accidents du début, qui ont fait d'autant plus de tort à la tuberculine que l'on avait plus fortement remué l'opinion médicale et extra-médicale. Il nous faut à ce sujet citer les travaux de S. Arloing, Rodet et J. Courmont et ceux de Virchow qui, montrant la « mobilisation » des bacilles de Koch par la tuberculine, permettaient de conclure que : « Il n'est pas de plus sûr moyen de tuer un tuberculeux que de lui injecter de la tuberculine ».

Cependant des notabilités médicales, telles que MM. Grasset et Hutinel ont recommandé l'emploi de la tuberculine comme élément de diagnostic et, au point de vue oculaire, en 1901, MM. Morax et Chailloux en conseillent l'emploi au point de vue diagnostic lorsqu'on a affaire à une tuberculose cliniquement primitive. Nous reprendrons cette question plus en détail à l'article : Diagnostic.

Nous devons encore signaler les nombreux travaux portant sur la tuberculine, tant au point de vue diagnostic que thérapeutique oculaire, de Schieck, Baas, Handmann, Morax et Chailloux, Moissonier.

Koch injectait des extraits glycérinés de culture de bacilles de tuberculeux. S. Arloing, en 1898, après avoir montré tous les dangers des injections de tuberculine, découvrit un procédé pour obtenir des cultures liquides de bacille de Koch, et montra, le premier, que ces cultures s'agglutinent lorsqu'on les met en présence du sérum d'individus tuberculeux. Le séro-diagnostic était créé. Peu après on en déduisit le séro-pronostic (S. Arloing, P. Courmont, A. Descos).

Comme apportant des éléments nouveaux sur la question il nous faut citer un élève de M. le professeur Poncet : M. Fonssagrives qui, en 1904, fit sa thèse sur l'iritis tuberculeuse par toxines et isole cliniquement une affection déjà partiellement reconnue par Vignes, Wharton Jones, Noyes, Arlt, Schmidt, Panas et Couturier. Nous ne ferons que signaler rapidement, pour donner un aperçu complet du sujet, cette dernière forme de tuberculose de l'iris.

ÉTIOLOGIE ET ANATOMIE PATHOLOGIQUE

La tuberculose de l'iris reconnaît pour cause la localisation du bacille de Koch dans l'iris : nous verrons dans un instant comment l'organisme réagit contre cette invasion. Recherchons tout d'abord l'origine des colonies microbiennes.

En premier lieu, on peut avoir à constater une plaie pénétrante du globe qui nous montre la porte d'entrée du microbe et l'explication est alors très simple. Ces cas sont d'ailleurs rares, il en existe cependant : un de Wolf, plusieurs de Haab, un de Fuchs, un de Treitel : dans ce dernier, il fallait rechercher la plaie avec soin, car elle avait été faite avec une paille.

Mais il n'en est presque jamais ainsi : le plus souvent la tuberculose apparaît sur un œil jusqu'alors sain ou qui, tout au moins, n'a pas eu de blessure pénétrante. Dans ces cas, on a discuté longtemps pour savoir s'il existe ou non une tuberculose primitive de l'iris. Certains auteurs prétendent que l'iris peut être le premier organe atteint par la tuberculose qui serait alors primitive : telle est l'opinion de Koster, Deutschmann, Weiss de Manheim, Samalsohn, Velhagen, Schmidt, Rimpler, Bach, Denig, Lagrange, Parinaud, Dianoux et Graef.

D'autres, au contraire, prétendent que la tuberculose de l'iris est toujours secondaire. Mais ce n'est là qu'une discussion de mots.

Il est évident, en effet, que profondément placé comme il l'est, l'iris ne peut être infecté que grâce à une plaie ou par la voie sanguine : il faudra alors une porte d'entrée pour expliquer la présence du microbe dans le sang ou une lésion tuberculeuse en un autre point de l'organisme.

Nous savons d'ailleurs que lorsque le bacille de Koch est introduit dans le sang, il n'y reste pas (Nocard) : il disparaît au bout d'un temps plus ou moins long, variant de quelques minutes (P. Courmont), à une dizaine de jours (Jousset). Les bacilles se fixent rapidement dans les organes de l'économie : pour Jousset, principalement dans le rein et la rate, pour P. Courmont, dans le poumon. Enfin, et c'est ce qui nous intéresse, l'iris peut fixer dans ses mailles vasculaires le bacille de la tuberculose : les expériences de Lagrange le prouvent avec certitude : « Les bacilles partis d'une lésion pulmonaire ou ganglionnaire sont transportés par le sang. J'ai pu plusieurs fois reproduire expérimentalement la tuberculose du tractus uvéal en injectant une culture de bacilles dans la carotide du lapin. On a ainsi de beaux exemples de tuberculose miliaire de l'iris » (Lagrange 1898).

Nous avons ainsi montré la nécesssité d'une porte d'entrée et la possibilité de la localisation tuberculeuse sur l'iris, mais il est incontestable que dans certains cas la tuberculose de l'iris peut sembler la seule manifestation de la tuberculose. Dans sa statistique, Calderaro rappelle que si la tuberculose de l'iris coexiste 85 fois sur 100, avec d'autres lésions tuberculeuses nettement constatées, il n'en reste pas moins vrai que souvent (7/23 pour Kùnz) elle constitue la seule manifestation tuberculeuse que puisse découvrir l'examen le plus approfondi. Dans ces cas, on peut dire que la tuberculose de l'iris est cliniquement primitive. Il faut alors admettre que le foyer d'infection est trop profondément caché pour être démontré par exemple des ganglions du hile (Fusch et Van Duyse). Il peut encore être de trop peu d'importance pour être perceptible ou même peut être guéri au moment où l'on examine le malade (Moissonier, de Tours). Enfin on peut avoir à faire à une lésion à marche torpide : « De ce que l'on ne trouve pas du côté des organes centraux des symptômes de la tuberculose, dit Leber, cela n'exclue nullement la présence de celle-ci : une observation s'étendant à une série d'années peut seule aboutir à une conclusion rigoureuse. Un mal local profond ou torpide sommeillant jusqu'alors, plus tard peut devenir manifeste. »

La tuberculose de l'iris expérimentale et celle succédant à une plaie pénétrante sont seules primitives. Quoi qu'il en soit, elles sont toujours dues à la localisation de bacilles de Koch dans l'iris et les résultats des expériences cent fois répétées depuis de Cohnheim et Salomon le prouvent surabondamment. Les résultats sont d'ailleurs les mêmes, que l'on ait à faire aux bacilles vivants qu'employaient ces auteurs ou à des bacilles morts (Maffucci, Pruden, Strauss et Kostenich). Ce dernier fit des expériences sur vingt lapins, avec une culture portée trente minutes à 115 degrés.

Voyons maintenant comment réagira l'iris.

Tout d'abord, les cellules fixes qui forment une partie du parenchyme vasculaire entrent en karyokinèse : on a bientôt une prolifération intense des cellules des deux parois limitantes, et enfin une infiltration formidable de leucocytes. C'est alors que se forment de tout petits nodules : ce sont des granulations tuberculeuses (que je ne m'attarderai pas à décrire car elles sont ici ce qu'elles sont partout) ; l'iris en est parsemé et l'on est en présence de la forme miliaire.

Cette première étape, qui peut peut d'ailleurs constituer toute la maladie, a été produite expérimentalement et bien étudiée par Cornil, Fienzal et Binet, Samelsohn, Alexander, Wolf et Redmond.

M. le professeur Cornil, dans les études expérimentales et cliniques de Verneuil, décrit le début de l'invasion. Nous ne pouvons mieux faire que de citer une partie de son article :

« Dans l'iris dont le parenchyme vasculaire est formé de tissu conjonctif et de cellules fixes, les premiers phénomènes qui succèdent à l'invasion des bacilles consistent dans la karyokinèse des cellules fixes vers le sixième jour. Les cellules endothéliales qui tapissent les deux membranes limitantes de l'iris entrent bientôt en prolifération indiscrète ainsi que l'endothélium des parois vasculaires.

« Toutes ces cellules, de plates qu'elles étaient, deviennent turgides, cubiques ou polygonales. Il se fait aussi une génération de cellules épithélioïdes qui constituent les nodules tuberculeux. Ceux-ci s'accroissent par la division indirecte des cellules fixes qui se trouvent à la périphérie. Il y a généralement très peu de bacilles dans la cellule en division, tandis que les bacilles s'accumulent dans celles qui sont à l'état de repos.

« Pour Baumgarten, les cellules fixes nées de cette division indirecte conservent les caractères des cellules épithélioïdes et diffèrent complètement par leur forme et leur diamètre, par la forme et la réaction colorante de leurs noyaux, des cellules rondes migratrices qui sont plus petites et dont le noyau est tout différent. En d'autres termes, les cellules fixes du tissu irien ne donnent pas naissance, par leur prolifération, aux petites cellules rondes qu'on rencontre également dans l'agrégat tuberculeux : ces dernières proviennent, par diapédèse, des vaisseaux sanguins et lymphatiques ; leur invasion dans le tubercule est consécutive à la prolifération des cellules fixes.

« Vers le neuvième ou le dixième jour, le nombre de ces cellules migratrices est considérable et elles masquent les cellules épithélioïdes,

« Les cellules géantes résulteraient, suivant toute probabilité, de la division karyokinétique du noyau d'une cellule fixe. »

C'est à l'intérieur des cellules géantes, ou tout au moins dans leur voisinage, que l'on rencontre en général les bacilles de Koch.

Il ne faut pas croire, d'ailleurs, qu'on les trouve facilement : même dans les cas où il est certain que l'affection est tuberculeuse, on peut très bien ne pas en trouver ou n'en trouver qu'en nombre très restreint. Guttmann, (*Archives of Ophtalmology*, 1897), cite un cas de tuberculose irienne certaine ayant amené perforation du globe oculaire et mort par tuberculose généralisée, où il a trouvé des cellules géantes, mais pas de bacilles. Gauthier, de Bruxelles, signale un cas semblable. Enfin, Lagrange, en 1893, enlève un œil atteint de dégénérescence tuberculeuse complète de l'iris et du corps ciliaire ayant déterminé un énorme fongus ; il trouve plusieurs cellules géantes et un seul bacille de Koch à la trente-septième préparation, ce qui montre bien la difficulté d'un tel mode de recherches.

Peu à peu, les tubercules augmentent et l'iris est localement détruit. Le canal de Schlemm est envahi, mais, chose remarquable, sur laquelle insiste longuement Lagrange dans son traité des tumeurs de l'œil, l'espace supra-choroïdal est longtemps intact : le muscle ciliaire se défend énergiquement et oppose, pendant un certain temps, une solide barrière. Ceci est bien mis en évidence par les figures de Denti et Rombolotti, de Vossius et de Lagrange.

Il n'en est malheureusement pas longtemps ainsi : le plus souvent, quand on énuclée, on trouve le corps ciliaire pris en totalité (voir nos observations et les photographies). On a même très souvent constaté des granulations dans la choroïde.

Le corps vitré est rarement atteint : Vignes rapporte cependant que, dans un cas, il a observé le vitré transformé en une masse caséeuse remplie de bacilles. En général, l'hyaloïde et le ligament supérieur résistent et protègent le vitré. La chambre postérieure est très rapidement envahie ; rien ne la protège d'une façon efficace et la propagation est faite grâce aux courants lymphatiques qui vont de la surface antérieure à la limitante postérieure (Staderini).

Dans une observation toute récente de Posey, l'iris et le corps ciliaire sont pris, le cristallin est déformé, légèrement luxé, avec un commencement de cataracte.

Nous voyons de la sorte que la tuberculose de l'iris gagne peu à peu et envahit tout le globe oculaire et, de là, risque de se généraliser.

L'œil n'est pas, en effet, comme le prétendait de Wecker « isolé dans sa coque sclérale comme dans un vase clos » : les notions les plus élémentaires de pathologie générale nous apprennent le contraire. Nous avons d'ailleurs déjà vu que la tuberculose de l'iris est soixante-quinze fois sur cent concomitante de lésions tuberculeuses organiques avérées et nous verrons que le principal danger de la tuberculose de l'iris est précisément les complications très fréquentes de méningite tuberculeuse ou de granulie ; il est difficile de ne voir là que des faits sans relations, comme il le faudrait si on admet la théorie du vase clos.

Lagrange fait remarquer qu'il peut se produire (et qu'il se produit) pour l'homme ce qui existe pour les animaux : ne voyons-nous pas ceux à qui on inocule la tuberculose dans la chambre antérieure mourir de lésions du foie, des reins et des poumons ? Falchi a fait un grand nombre d'expériences, tant avec des tuberculoses bovines qu'humaines et, d'après lui, il faudrait soixante-quatorze jours pour que la tuberculose inoculée à l'œil se généralise aux autres organes.

D'ailleurs, lorsque dans un œil fraîchement énucléé, on injecte une matière colorante, on met en évidence un certain nombre de voies de diffusion ou de filtration (Leber).

Pour la chambre antérieure, la voie principale existe dans l'angle irido-cornéen. Les liquides de la chambre antérieure diffusent aussi, mais plus difficilement, vers l'espace supra-choroïdien, à travers le ligament ciliaire ou tendon du muscle ciliaire (Venneman). Enfin, l'espace supra-choroïdien lui-même est en rapport avec le tissu épiscléral, l'espace de Ténon et la gaîne intervaginale du nerf optique.

On voit ainsi les rapports de la circulation de la partie antérieure de l'œil avec la circulation générale et les dangers pour l'individu, de laisser là se développer un foyer d'infection tuberculeuse.

Nous avons jusqu'ici décrit une tuberculose de l'iris, se produisant avec des caractères spéciaux qui ne sauraient la faire confondre avec les autres manifestations morbides de l'iris ; mais, ainsi que l'a montré Fonsagrives, la bacillose peut encore produire d'autres lésions uniquement inflammatoires et que l'examen anatomo-pathologique ne peut faire diagnostiquer tuberculeuses. La tuberculose, ainsi que la syphilis et la lèpre (Panas), déterminerait donc sur l'iris soit des lésions nettement caractérisées : tubercules ; soit de simples poussées banales, congestives, exsudatives ou plastiques.

Ce fut Vignes qui, le premier, attira l'attention sur l'iritis sans granulations qui constitue souvent le début de la tuberculose de l'iris (Congrès de Rome de 1894) : pour lui, cette période correspondait à la période d'ensemencement bacillaire et de la lutte phagocytique entre l'agent et l'organisme.

Voici de quelle façon on peut expliquer la formation de ces iritis dues à des toxines bacillaires: « L'iritis, ainsi que le tractus uvéal, dit M. de Lapersonne, est formé par un tissu extrèmement riche, presque érectile, comparable au poumon, au foie et au rein. D'autre part, on sait qu'un des bons moyens employés par l'organisme pour se débarrasser des substances toxiques est l'élimination par les glandes. Or, le tractus uvéal est une glande, glande de l'humeur aqueuse et de l'humeur vitrée, étudiée par Boucheron et surtout Nicati ». Que l'élimination devienne trop considérable et l'on a une iritis par réaction inflammatoire d'élimination. Cela est confirmé par les travaux de Niesmann, Bentzer. Miel et Leber.

ASPECT CLINIQUE

La tuberculose de l'iris atteint indifféremment tous les sujets quels que soient leur sexe et leur âge : il semble cependant qu'elle frapperait de préférence le sexe féminin et éviterait les vieillards et les enfants en bas âge. Mais cela est loin d'être absolu :

Costa Prunedacite le cas d'un enfant de 9 mois et Leber un de 15 mois : Eperon un de 5 ans. D'autre part : Manfredi et Cofler signalent un cas d'un malade de 43 ans, Conheim un de 42 et Weiss de 51. D'après Wojtasiewicz, la moyenne la plus fréquente serait entre 10 et 25 ans. Peut-être, pourrait-on l'abaisser un peu et donner 8 à 25 ans : nous voyons, en effet, Falchi et Wolf présenter chacun un malade de 8 ans, et Schell de Philadelphie un de 9 ans. Nous même apportons l'observation d'une fillette de 8 ans et demi, les autres entrent dans les limites indiquées par Wojtasiewicz.

Nous avons vu que, le plus souvent, la tuberculose de l'iris évoluait chez des sujets tuberculeux ou de souche tuberculeuse, mais qu'elle pouvait aussi être la première manifestation clinique de la tuberculose.

Nous avons vu encore, en faisant l'anatomie pathologique, que la maladie pouvait se présenter sous des aspects différents. Ce peut être d'abord une simple iritis séroplastique, puis l'iris se parsème de granulations qui, par leur augmentation de volume et leur conglomération, donne des tubercules. Ceux-ci grossissent, perforent la cornée, se caséifient et l'on a la forme abcédée.

IRITIS SÉRO-PLASTIQUE

Nous ne ferons que signaler la forme d'iritis, séreuse ou plastique, par élimination de toxines tuberculeuses qui vient d'être étudiée par Fonsagrives : nous nous contenterons seulement de rappeler que, si elle peut à elle seule constituer toute la maladie, ce n'est pas là la règle, le plus souvent, elle ne fait que précéder, d'un temps parfois assez long, l'apparition des tubercules : en général de quelques jours, parfois de plusieurs semaines (Vignes, Fonsagrives) et parfois même davantage : Quint en 1893, rapporte un cas où l'iritis avait précédé de 9 mois l'apparition des granulations.

On reconnaîtra ces iritis : à la concomitance fréquente d'autres accidents tuberculeux, à l'absence de rhumatismes, de blennorrhagie, à ce fait que l'invasion de l'iris se produit d'une façon sournoise et lente, sans grands phénomènes inflammatoires et à ce que, malgré cela, on a très rapidement de multiples et épaisses et synéchies.

Après un temps variable le plus souvent apparaissent les granulations.

GRANULATIONS SIMPLES

Ce sont de petits nodules d'un blanc grisâtre, un peu rosés et quelquefois légèrement cuivrés (Panas). Leur nombre n'est pas fixe, on en note en général trois ou quatre, mais parfois un nombre plus élevé. Leur

dimension varie, en général entre deux et trois millimètres. Leur situation est très variable : on en trouve
sur le grand et sur le petit cercle, dans l'épaisseur même
de l'iris : mais il semble cependant qu'ils sont situés
de préférence sur le bord adhérent ou sur le bord libre
de l'iris et surtout dans la partie inférieure de l'angle
irido-cornéen. Il faut savoir qu'il n'y a là rien d'absolu et
que c'est à tort que l'on a voulu faire de la situation
des tubercules un élément de diagnostic avec les
gommes syphilitiques.

L'apparition de ces nodules entraîne naturellement
des réactions locales : le malade se plaint de phénomènes douloureux, de cuisson, et de photophobie assez
marquée. On constate en outre un peu de conjoncti-
vite et un cercle périkératique assez net. L'iris paraît un
peu terne sauf autour des granulations où l'on a généralement une vascularisation assez abondante : on peut
même noter dès cette période des « hémoptysies » dans
la chambre antérieure, mais ce n'est pas la règle et
elles sont incomparablement moins fréquentes que dans
la forme suivante.

Là peu se borner toute la maladie : soit que le traitement en arrête l'évolution (nous en rapportons une
observation), soit, ce qui est plus fréquent, que les
lésions de l'iris ne soient que des « épiphénomènes » et
que le sujet soit emporté par une granulie ou par d'autres
lésions tuberculeuses avancées.

GRANULATIONS CONGLOMÉRÉES : TUBERCULES

En général, les nodules augmentent de volume : souvent on en voit plusieurs se souder pour constituer un

tubercule unique : ceci est très nettement visible sur la coupe de notre première observation.

On peut d'ailleurs, sur le même iris, constater des lésions tuberculeuses diversement avancées : on peut avoir un ou deux tubercules prêts à s'abcéder, d'autres en voie d'évolution et enfin deux ou trois fines granulations de début.

Ces tubercules sont de volume extrêmement variable : en général, on évalue leur diamètre maximum à quatre ou 5 millimètres. Ils sont grisâtres et très souvent bordés de rouge par suite d'une vascularisation anormale des parties voisines. En même temps apparaissent des exsudats dans toute la chambre antérieure et particulièrement dans les parties déclives. La cornée elle-même perd sa transparence, présente assez souvent de la kératite ponctuée, et montre des exsudats sur sa face postérieure avec, en certains endroits, des points opaques sur la membrane de Descemet, en nombre très variable, allant parfois jusqu'à six ou sept.

Souvent à cette période, la douleur ne paraît pas aussi intense qu'au début, et la photophobie semble elle aussi diminuer. Cependant, on est parfois, au contraire, en présence de phénomènes douloureux intenses au point que l'on peut être obligé d'énucléer, pour éviter des souffrances intolérables au malade, alors même que l'on sait l'opération curativement inutile, le malade étant en pleine généralisation tuberculeuse (Hirschberg). Quant aux troubles de la vision, on les voit peu à peu augmenter et souvent, dès ce moment, on ne note plus qu'une vision quantitative.

La congestion de l'iris augmente et les hémorrhagies

dans la chambre antérieure sont très fréquentes (Gradenigo, Parinaud, un de nos cas).

La tuberculose peut encore guérir et les cas nombreux de de Wecker sont là pour le prouver : le traitement général suffit, parfois aidé par un traitement local.

Mais, le plus souvent, on voit peu à peu la tumeur augmenter, devenir blanc jaunâtre, se caséifier, et l'on arrive alors à la quatrième forme :

FORME ABCÉDÉE

La chambre antérieure est envahie par des exsudats, du sang et des débris de la tumeur.

Aussi, dans certains cas, il est impossible de faire un diagnostic exact et Panas reconnaît avoir opéré un œil pour panophtalmie banale, et avoir, à sa grande surprise, découvert des masses tuberculeuses à l'intérieur du globe (Panas, *Journal de médecine et de chirurgie pratique*, 10 mai 1893). Saltini rapporte un cas semblable en 1875. L'œil est phlegmoneux et s'ouvre alors, en général, au niveau du droit supérieur.

La tuberculose a, depuis longtemps, envahi le corps ciliaire et la choroïde, et menace à chaque instant de se généraliser.

D'autres fois, le tubercule agit comme un sarcome : il augmente peu à peu de volume, envahit toute la chambre antérieure, repousse le cristallin (Posey) et perfore la sclérotique.

Dès lors, la masse bourgeonnante augmente de volume, puis diminue peu à peu ; elle peut même aboutir

encore à la cicatrisation et permettre la conservation du globe (Van Duyse et Wojtasiewicz). Mais le
plus souvent, on aboutit à la phtisie du globe et
à l'atrophie scléreuse. Mais ce n'est pas là le seul
danger que court le malade : la généralisation tuberculeuse le menace à chaque instant ; c'est là la conclusion
des nombreuses expériences de Lagrange qui montrent,
ainsi que nous l'avons vu en anatomie pathologique,
que les canaux lymphatiques sont envahis très rapidement et le sujet constamment en danger.

Si nous parcourons les statistiques de la tuberculose
oculaire, nous voyons en effet un nombre considérable
de malades mourir de méningite tuberculeuse ou de
granulie.

Il est même des cas où l'énucléation ne suffit pas pour
arrêter la généralisation, soit, ainsi que le veut Lagrange, que celle-ci, faite trop tard, ne serve à rien, la
généralisation par les voies lymphatiques étant un fait
accompli ; soit, comme le veut Rogman, que la généralisation soit due à l'opérateur lui-même qui, en énucléant,
ouvre des colonies situées sous la conjonctive, colonies
reprises par les vaisseaux ouverts au cours de l'opération et produisant une granulie ou une méningite mortelles. Nous verrons au chapitre du traitement que ces
cas sont heureusement rares et que, le plus souvent,
l'énucléation arrête l'évolution tuberculeuse.

Il est même quelques cas où l'on peut conserver l'œil
du malade par une thérapeutique appropriée.

Ce sont ces cas heureux qui avaient fait décrire une
tuberculose atténuée par Van Duyse ; nous allons citer
quelques passages dans lesquels il expose sa doctrine

qui a été le sujet de si chaudes et si nombreuses con-
troverses : « Cette atténuation du virus tuberculeux, dit
Van Duyse, je l'avais autrefois observée sur de nombreux lapins dont les yeux avaient été inoculés avec des
parcelles de tissus morbides recueillis à l'occasion de
résections d'arthrite fongueuse ; avec ces matériaux, la
localisation de la tuberculose à l'œil, sa non-généralisa-
tion est pour ainsi dire la règle. Avec eux, la généralisation n'a pas davantage été obtenue par M. le professeur
Panas. La question des matériaux d'inoculation est
chose des plus importantes, et l'on peut s'expliquer
par leur choix l'apparition de la tuberculose générale
dans les expériences de Cohnheim, de Haensell, de Salo-
monsen et de Baumgarten. C'est probablement la diminution de l'activité propre des bacilles inoculés ou
immigrés bien plus que leur petit nombre qu'il faut in-
criminer ici.

« Avec cette diminution de virulence, en ce qui con-
cerne les germes immigrés dans les cas de tuberculose
oculaire secondaire, on s'expliquera la marche indolente
de l'affection, le peu de réaction au niveau de l'affection
et la résorption finale de ceux-ci ».

D'ailleurs, Van Duyse appuyait sa théorie sur une statistique assez nombreuse de cas de guérison indiscutable.

De son côté, Leber trace ainsi le tableau clinique de
la tuberculose dite « atténuée » :

« Il est une forme d'iritis ou d'irido-cyclite avec pro-
liférations nodulaires dont l'aspect éveille l'idée d'une
tuberculose et dont le caractère bénin laisse encore actuellement planer des doutes sur sa véritable nature. Les
nodules sont généralement de la grandeur d'un grain de

mil ou moindres; ils sont répartis en nombre variable sur l'iris. Il n'est pas rare de les voir envahir le bord pupillaire, occasionnant ainsi une large synéchie, ou bien ils occupent l'angle de la chambre antérieure, spécialement le pourtour de l'angle inférieur. Leur coloration varie du gris jaunâtre au jaune. Ultérieurement peut survenir une vascularisation donnant au nodule et au tissu qui l'entoure une teinte plutôt rougeâtre. A part ces nodules, la maladie présente les caractères d'une iritis ou d'une irido-cyclite séreuse et adhésive. Elle s'écarte de la forme habituelle par une marche traînante, un volume moindre et l'accroissement plus lent des nodules. Cette augmentation de volume finit par s'arrêter et une régression totale aboutit à une guérison complète, tandis qu'en d'autres cas la maladie évolue pendant longtemps avec des alternatives d'amélioration et d'aggravation. »

Enfin, en 1893, nous voyons dans la thèse de Bossis, élève du professeur Panas : « De nos jours, cette idée de tuberculose atténuée résume les tendances des esprits, car si l'on fut un temps enthousiaste de l'énucléation, de l'iridectomie, on est, à l'heure actuelle, plutôt partisan de l'expectative et de la non-intervention ».

Ainsi, d'après ce que nous venons de voir, nous constatons que la tuberculose de l'iris est toujours une affection sérieuse au point de vue oculaire, qu'elle laisse rarement indemne. Le plus souvent, il faut prévenir le malade qu'il a beaucoup à craindre la perte complète de son œil par l'énucléation que l'on ne devra point trop retarder à cause de la menace perpétuelle de la généralisation tuberculeuse. Il y a cependant, heureusement, quelques chances de guérison.

DIAGNOSTIC

Nous pouvons, au point de vue diagnostic, écarter
d'emblée les tumeurs kystiques de l'iris et les tumeurs
solides pigmentées. Nous allons tout d'abord chercher
à différencier les lésions tuberculeuses des lésions syphilitiques qui sont celles qui prêtent le plus à confusion.
Nous signalerons et distinguerons ensuite rapidement
les autres.

Il faut tout d'abord remarquer que l'âge du sujet peut
donner déjà quelques probabilités : la tuberculose oculaire est surtout fréquente au-dessous de vingt ans alors
qu'au contraire la syphilis frappe en général des sujets
plus âgés : mais ceci est très loin d'être absolu : on peut
prendre la syphilis à tout âge, ou naître syphilitique et
d'autre part, nous avons rapporté cinq à six cas chez
des sujet déjà âgés. Il faut cependant savoir que les
condylomes hérédo-syphilitiques sont extrèmement rares
(Brandès).

Si maintenant nous examinons la situation des lésions : sans dire avec Fuchs que les accidents syphilitiques « ne siègent que sur le bord pupillaire ou ciliaire
de l'iris, jamais en un autre endroit », on pourra néan-
moins en tenir compte.

Les gommes se présenteraient en outre, sous un as-

pect un peu différent de celui des tubercules ; d'après
Panas « elles sont brunâtres, situées sur le petit cercle
irien, écartent le tissu irien et se ramollissent en un ma-
gma sirupeux, gélatineux même quelquefois. »

D'autre part, la vascularisation anormale qui existe
autour des tubercules ne se retrouve pas autour des
gommes.

Mais de tous ces caractères il n'en est pas un seul
d'absolu et, comme le fait remarquer M. Parinaud, si
les formes typiques sont assez faciles à distinguer, les
formes intermédiaires sont presque impossibles à différencier.

Dans un cas, Antonelli se base pour affirmer la syphilis
sur la marbrure chorio-rétinienne : marbrure irrégulière
constituée par des plaques de pigmentation grenue,
d'autres plus larges, peu foncées et, enfin, des petits
amas de pigment plus noir. Malheureusement l'examen
ophtalmoscopique qui, dans les cas de tuberculose, pourrait parfois montrer la généralisation au segment posté-
rieur du globe n'est que très rarement possible.

On devra tenir bien plus grand compte de l'état général du sujet porteur des lésions : la tuberculose de
l'iris coexiste le plus souvent avec d'autres lésions tuberculeuses qui permettront d'affirmer le diagnostic. D'autre part, si l'on a affaire à des lésions syphilitiques, on
peut trouver des commémoratifs (chancre, roséole, plaques muqueuses, céphalées, fausses couches chez la
femme, ou, chez l'enfant, des symptômes de syphilis
héréditaire), qui enlèveront les doutes sur la nature de
la maladie.

Il faut bien savoir cependant que le diagnostic n'est

pas toujours aisé et on ne saurait en voir une meilleure preuve que dans ce fait, que tous les auteurs recommandent de commencer par donner au malade le traitement antisyphilitique comme pierre de touche.

Il nous reste maintenant à parler des moyens de laboratoire servant à faire le diagnostic : je veux dire : les inoculations au cobaye, l'épreuve de la tuberculine et le séro-diagnostic.

On pourrait d'abord faire le diagnostic par la détermination de la tuberculose chez un lapin par insertion sous-cutanée de tissu tuberculeux, comme le pratiquait Villemin dès 1865, mais les résultats sont longs à attendre et souvent douteux. Cohnheim et Salomon ont montré qu'on obtenait des résultats beaucoup plus rapides et plus sûrs par l'inoculation dans la chambre antérieure du lapin. Enfin, après plusieurs expérimentateurs, parmi lesquels il faut surtout citer Strauss, Morax préfère le cobaye : « Le lapin résiste sans éprouver d'effets appréciables à l'inoculation de petites quantités de virus tuberculeux qui au contraire infectent sûrement le cobaye. »

D'ailleurs, les expériences de Schieck sur la tuberculose de l'iris chez le lapin par injection de culture dans la chambre antérieure ont démontré que le lapin avait assez de résistance pour que les lésions tuberculeuses produites puissent guérir spontanément. On devra donc toujours préférer le cobaye au lapin.

Lorsque l'on veut morceler la tumeur pour en inoculer une partie dans la chambre antérieure d'un cobaye, on ne saurait prendre trop de précautions pour ne pas ensemencer la chambre antérieure du malade : Wolfe de

Glascow rapporte (1881) qu'en voulant enlever un tuber-
culome, sa pince rencontra une résistance inattendue et
le seul résultat fut une auto-inoculation, quelques parcelles ayant ensemencé la chambre antérieure. C'est
pour cela que Gourfein, en 1903, recommande l'aspira-
tion de l'humeur aqueuse au moyen d'une seringue et
l'inoculation dans la chambre antérieure du cobaye. On
détermine ainsi expérimentalement une tuberculose de
l'iris primitive.

On pourra dans certains cas employer les injections
de tuberculine pour faire le diagnostic en se basant sur
la réaction locale et sur l'élévation de la température
pour affirmer la tuberculose. Voici, à ce point de vue,
l'opinion de MM. Morax et Chaillous : « Dans les cas de
tuberculose oculaire où les poumons ne sont pas atteints,
nous croyons que les dangers de l'injection de la tuberculine sont nuls si l'on procède avec prudence. Il suffit
d'ailleurs de très faibles doses. La réaction fébrile et la
réaction locale attesteront la nature tuberculeuse des
lésions alors que l'absence de toute réaction immédiate
permettra d'affirmer qu'il ne s'agit pas de tuberculose. »

Ils conseillent dans ce but la tuberculine TO : on peut
faire d'abord un essai avec un demi-millimètre cube
puis recommencer deux ou trois jours après avec un
millimètre cube. Malheureusement, ces expériences ne
sont pas toujours concluantes, ni comme nous le verrons
tout à l'heure, sans danger.

Enfin, il nous reste à dire un mot du séro-diagnostic.
Depuis les travaux d'Arloing, nous savons que les cultures liquides homogènes de bacilles de Koch sont

agglutinées par le sérum d'individus porteurs de lésions tuberculeuses.

Il faut pour cela avoir une culture liquide bien homogène et relativement récente.

On obtient du sérum par une piqûre au doigt, par exemple, on laisse le caillot se rétracter et l'on mélange le sérum ainsi obtenu avec les cultures dans des proportions variables : 1 pour 5, 1 pour 10, 1 pour 15.

Au-dessous de 1 pour 5, l'agglutination n'a de valeur positive que chez l'enfant (Descos). Au-dessus de 1 pour 5, la séro-réaction a une grande valeur pour le diagnostic.

On pourrait d'ailleurs se servir du liquide de la chambre antérieure au lieu de sérum sanguin.

Les avantages de cette méthode sont : son innocuité absolue, sa facilité et sa rapidité.

Malgré toutes ces différentes méthodes, les erreurs sont fréquentes et nous sommes convaincus qu'il doit arriver des faits semblables à ceux relatés dans l'observation de Fosc et Nettleship rapportée par Trousseau où l'on voit un cas de guérison rapide par le traitement mercuriel de tumeurs semblables à celles qui avaient précédemment atteint le côté opposé et pour lesquelles on avait cru devoir faire l'énucléation. Aussi fera-t-on bien de suivre le conseil de Trousseau, Panas, Fuchs et de tous les classiques, qui est de toujours débuter par le traitement antisyphilitique.

Le diagnostic différentiel sera heureusement plus facile avec les autres affections de l'iris.

Nous devons d'abord citer le granulome simple de de Wecker qui est dû à la formation de gros bourgeons

charnus développés aux dépens du tissu conjonctif
irien.

Il est facilement différencié par ce fait qu'il est toujours traumatique : on a donc une plaie de la cornée,
un prolapsus irien, puis apparaît un granulome qui se
résorbe assez vite.

Il n'y a pas de réactions inflammatoires ou tout au
moins fort peu.

Quant au sarcome de l'iris, il est presque toujours con-
comitant d'un sarcome du corps ciliaire et de la choroïde : « Il est, dit Panas, d'une couleur noirâtre,
mélanique ; son siège (point important) est, dès le début,
dans le grand cercle de l'iris qu'il décolle même quelquefois, ce qui s'explique si l'on songe à son origine. »
En outre le sarcome est en général formé d'une seule
masse alors que les tubercules sont souvent multiples et
enfin le sarcome est très vascularisé, alors qu'au contraire les tubercules contiennent extrêmement peu de
vaisseaux.

Nous devons signaler les lymphomes de la leucémie
et de la pseudo-leucémie que Horner a le premier
décrit en 1867 : leur apparition succède à une forme
d'iritis séreuse, leur marche est très rapide et leur
résorption se fait avec une atrophie particielle.

Est-il nécessaire de citer les petites nodosités iriennes
dues à la pénétration de poils de chenilles, décrites par
Pagenstaecher, Weiss de Padoue, Wagermann.

K. Stargardt, en 1903, en a examiné trois cas : les
petits nodules sont formés par des petites cellules inflammatoires et de grandes cellules polynuclées. Ils ne
seraient pas dus à des substances irritantes mais à la

simple réaction de l'organisme contre un corps étranger même aseptique : Les poils des espèces nuisibles sont trapus, acérés, résistants; ils perforent la cornée et, peu après, apparaissent les nodules. Le diagnostic est facile par les commémoratifs et par l'examen de l'iris avec le microscope binoculaire de Zeiss qui permet d'apercevoir les poils.

Quant aux tumeurs lépreuses, bien décrites par Ball et Hansen, on en fera facilement le diagnostic par ce fait qu'elles ne sont jamais primitives. « La lèpre, dit Panas, ne s'attaque jamais à l'œil d'abord, et les lésions cutanées s'étalent avant que la lésion irienne survienne comme épiphénomène. » Nous mentionnerons enfin comme très rares : les tumeurs vasculaires, décrites par Mooren et Schirmer, les myomes (Lagrange), les myosarcomes (Wecker et Iwanoff, Dreschfeld, Deutschmann) prenant leur origine dans le muscle ciliaire; Badel et Lagrange ont même décrit des tumeurs épithéliales ayant leur origine dans les cellules cylindriques de la portion ciliaire de la rétine.

TRAITEMENT

Comme dans toutes tuberculoses, on ne saurait donner trop de soins à l'état général : on ordonnera donc le repos à la campagne, la suralimentation, etc.

On pourra y adjoindre l'huile de foie de morue, soit à l'intérieur, soit, comme le fait Abadie, en frictions : ce dernier donne à prendre, en outre, 10 à 15 gouttes d'iodogénol et une cuillerée à soupe de carnine de Lefranc. Interruption de dix jours après dix jours de traitement. Panas donne à l'intérieur l'iodoforme à la dose quotidienne de 0 gr. 20 centigrammes qu'il associe avec de la poudre de café pour masquer l'odeur. Quint conseille la créosote à l'intérieur : 30 à 75 centigrammes par jour. On a des cas de guérison par le traitement général.

Haab et Wael ont en outre préconisé l'introduction d'iodoforme dans la chambre antérieure. Voici le résultat des expériences de Wael :

1° L'iodoforme est lentement résorbé ;

2° Il exerce, sans aucun doute, une influence favorable, que l'introduction soit faite simultanément à des masses tuberculeuses ou après l'inoculation ;

3° L'introduction d'iodoforme amène au moins un retard dans l'invasion tuberculeuse et peut tout au moins permettre ainsi une action curative du traitement général qui doit être appliqué conjointement.

Haab a rapporté plusieurs cas de guérison.

En 1901, Koster propose les injections d'air dans la chambre antérieure.

En 1902, la question est reprise par Félix de Leiden, son élève, qui montre que ceci revient à faire pour la tuberculose de l'iris ce que Spencer Wells a, par hasard, découvert pour la tuberculose péritonéale, car la cause la plus efficace de la laparotomie est l'action physique et chimique de l'air ainsi que l'a montré Nolen en 1893.

On détermine ainsi une hyperémie inflammatoire qui étouffe le tubercule.

Après avoir fait l'asepsie et l'anesthésie par la cocaïne, on aspire le liquide de la chambre antérieure et on insuffle de l'air avec la seringue de Pravaz, après l'avoir filtré par du coton. Il ne faut pas augmenter la tension de l'œil. On fait un pansement sec. On a une légère réaction hyperémique pendant vingt-quatre heures; l'air est résorbé en trois quatre jours. Aucune complication.

Il explique ainsi le mode d'action :

1° L'évacuation de l'humeur aqueuse diminue la tension et provoque une hyperémie de tout le segment antérieur de l'œil.

2° L'action de l'air est capitale : ne voit-on pas les tubercules s'atrophier après la perforation ?

3° L'action mécanique de l'air est négligeable ainsi que l'action chimique : l'action physique au contraire, en isolant les tubercules de leur liquide nourricier les fait se dessécher et s'atrophier. Quant à l'action bactéricide de l'air par la présence de l'acide carbonique sur le bacille de Koch, elle a déjà été montrée par Bier et Hamburger.

Dès 1901, Koster rapportait deux cas de guérison, l'un après trois séances, l'autre après six séances. On trouvera un cas de guérison dans nos observations.

Ainsi que nous l'avons dit à propos du diagnostic, on a voulu traiter la tuberculose de l'iris par les injections de tuberculine : on a conseillé tantôt la tuberculine O, tantôt la tuberculine R. Handmann conseille l'emploi de la tuberculine R en injections, tous les deux jours, à des doses progressives, allant de un millième de milligramme à trois milligrammes. Les auteurs allemands ont rapporté un nombre relativement considérables d'observations (Schieck). En 1894, Baas fit des expériences sur le lapin et voici ses conclusions :

1° La tuberculocidine de Klebs, pas plus que la tuberculine de Koch ne peut empêcher l'évolution ultérieure de la tuberculose expérimentale de l'œil du lapin.

2° L'évolution est la même, que l'on emploie la tuberculocidine ou la tuberculine.

3° Chez les animaux injectés, le nombre de bacilles semble être plus grand que chez les animaux de contrôle.

En France, S. Arloing, Rodet et J. Courmont ont entrepris ; en 1891, un grand nombre d'expériences. Toujours le résultat a été désastreux. Souvent on a eu une véritable granulie et toujours des phénomènes congestifs intenses. Aussi peut-on dire avec A. Descos : « Que vont penser tous ceux qui, il y a quelques années, ont provoqué chez des tuberculeux peu avancés, par une seule injection de tuberculine (et faite avec quelle prudence !) des poussées granuliques mortelles ? »

A côté de ces petites interventions, il y a le traitement

chirurgical qui se borne à l'iridectomie et à l'énucléation.

Dès 1889, M. Terson communique à la Société
d'ophtalmologie de Paris un cas d'excision de tubercule
suivie de succès.

Malheureusement, cette opération n'est possible que
dans les cas où l'on a un tubercule isolé, ce qui est loin
d'être la règle.

Même, dans ces cas, on échoue souvent car la tuberculose s'étend quelquefois bien plus en arrière qu'on ne
le pensait (Wolf, Alexander). En outre, on a signalé
des récidives, quelquefois sur le bord même du colo-
bome dû à l'iridectomie (Ménacho de Barcelone).

Il n'en est pas moins vrai qu'il y a des cas de guérison incontestable et qu'on devra tenter l'iridectomie,
toutes les fois qu'on croira pouvoir enlever toute la tumeur (Terson, Pagenstecher, Seggel).

Le plus souvent, on est obligé de faire l'énucléation
soit pour arrêter le processus qui menace de se généraliser, soit pour panophtalmie après perforation, soit
enfin pour faire cesser des douleurs intolérables.

Nous avons vu que la progression des lésions est très
rapide et, d'après Lagrange, il faut énucléer dès que la
vision est définitivement perdue car il faut de bonne
heure redouter la généralisation et débarrasser l'organisme d'un foyer très dangereux.

C'est d'ailleurs à cette formule que s'est rallié la
majorité des auteurs. Cependant, de Wecker s'oppose
à l'énucléation, en se basant sur ce que :

1° Souvent on n'arrête pas l'infection.

2° Il existe presque toujours une autre localisation.

3º Chez les jeunes sujets, c'est une mutilation grave alors que la conservation d'un œil, même légèrement phtisique, est une garantie pour sauvegarder la symétrie du squelette de la face.

Pour le premier point, il est incontestable, que le plus souvent, l'énucléation faite de bonne heure arrête l'évolution tuberculeuse, si la tuberculose est cliniquement primitive ; un grand nombre d'observations le prouve. Si elle est secondaire, on devra, comme le conseille Lagrange, se servir de traitements palliatifs, mais il faut se souvenir du précepte de Trélat : « Lorsque chez un tuberculeux, une des localisations aggrave l'état général, il faut supprimer cette localisation par exérèse ; si au contraire, ce sont les lésions viscérales qui dominent il faut s'abstenir de toute intervention locale. »

Si le plus grand nombre des auteurs reproche à l'énucléation d'être trop radicale, d'autres lui font un grief de ne point l'être assez : c'est ainsi que Rogmann, en 1903, rapporte une douzaine de cas d'énucléation pour tuberculose cliniquement primitive suivis de généralisation. Il admet que pendant l'énucléation les colonies tuberculeuses qui existent dans la sclérotique et même en dehors d'elle, ont été ouvertes, disséminées et résorbées par les voies circulatoires. Aussi, d'après lui, toutes les fois qu'il y a ectasie de la sclérotique, il faut faire l'exentération de l'orbite avec décollement du périoste, comme le conseillent aussi Künz et Wagenmann.

OBSERVATIONS

___

Observation I

Il s'agit d'un enfant âgé de onze ans, entré dans le service de M. le professeur Rollet, le 15 février 1905.

Antécédents héréditaires :

Père d'apparence vigoureuse, n'a jamais été malade, ne tousse jamais, pas de spécificité; entaché d'alcoolisme.

Mère morte d'affection puerpérale. N'avait jamais été malade, jamais de fausses couches.

Deux autres enfants bien portants.

Au point de vue personnel :

Aucune des pyrexies de l'enfance ; il tousserait un peu les hivers depuis plusieurs années.

Bon état général, aucun signe de syphilis héréditaire. Adénopathie cervicale assez marquée.

A l'auscultation, pas de râles.

A la percussion, pas de matité.

Simple retentissement de la voix et de la toux au sommet droit.

Rien d'appréciable aux autres organes.

Le début de l'affection remonte à quatre semaines environ, à la suite, dit l'enfant, d'un coup de visière de casquette. Interrogé sur ce point, il affirme qu'il n'y a pas eu de plaie mais simplement contusion.

Le 16 février. — On est frappé du peu de réaction que présente le sujet par rapport à l'étendue des lésions: pas de douleur, pas de photophobie et de blépharospasme.

La conjonctive présente quelques vaisseaux injectés, léger cercle périkératique mais peu accentué. Pas de larmoiement.

Rien aux paupières ni aux voies lacrymales.

La cornée apparaît terne, dépolie ; dans son épaisseur, on aperçoit quelques points blanchâtres au nombre de trois, décrivant un triangle sensiblement isocèle.

En outre, à la face postérieure, dans toute la partie inférieure, existe un semis très abondant de petits points grisâtres.

La chambre antérieure est plutôt augmentée de volume. A sa périphérie, entre trois heures et huit heures, on aperçoit plusieurs petites masses enclavées entre l'iris et la cornée. La coloration en est jaunâtre au centre, rosée à la périphérie à cause de la vascularisation.

A huit heures : occupant tout l'espace compris entre le bord pupillaire et la racine de l'iris, un nodule blanc grisâtre de la grosseur d'un petit pois repousse en arrière la partie inférieure de l'iris.

L'iris a complètement perdu sa coloration normale, il est terne et uniformément sale ; le dessin irien a disparu.

Pupille très irrégulière par suite de nombreuses synéchies.

On ne peut éclairer le fond de l'œil.

Le tonus est normal.

La vision = 2/3 alors qu'elle est de 1 du côté sain. Elle diminue bientôt au point de devenir quantitative.

On institue le traitement antisyphilitique qui ne donne pas de résultat, l'atropine, l'occlusion.

On suralimente l'enfant, on lui fait boire de l'huile de foie de morue. Malgré cela, la tumeur augmente, s'abcède et menace de perforation : on énuclée.

Nous revoyons l'enfant quinze jours après : le résultat de l'énucléation est parfait, à peine un peu de muco-pus.

Auscultation : normale.

L'enfant et la famille se déclarent satisfaits.

Examen de la pièce, — L'œil a été fixé au formol. Inclusion dans la celloïdine. Coloration à l'hématéïne-éosine. Sur une coupe passant en dehors de la pupille, vers la portion moyenne de l'iris, on constate la présence d'une grosse masse arrondie faisant saillie dans la chambre antérieure et occupant tout le parenchyme de l'iris jusqu'à l'uvée. Cette masse est constituée par l'agglomération de petits tubercules, au nombre de six environ.

A un plus fort grossissement, on constate que le centre de ces petits tubercules est constitué par une ou plusieurs cellules géantes qui apparaissent comme une masse homogène,

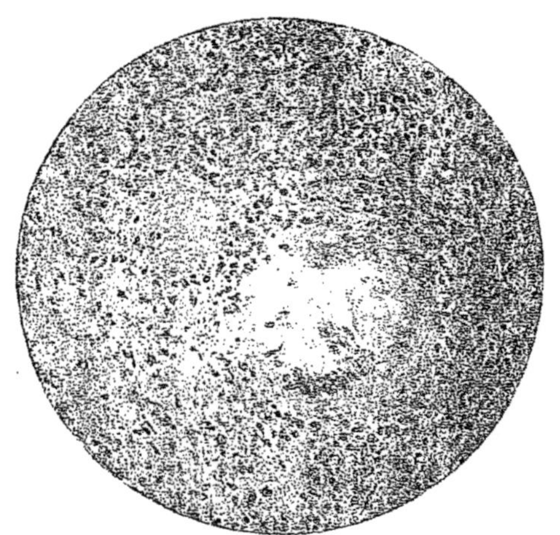

Fig. 1. — Cellule géante.

très peu colorée, entourée par une couronne de noyaux, au-delà des cellules épithélioïdes, et enfin des cellules embryonnaires formant un cercle coloré d'une façon très intense. Quelques-unes de ces cellules sont énormes.

Çà et là sont disséminées dans la masse des cellules pigmentées de l'iris dissocié : en se développant, la tumeur a, en effet, repoussé devant elle le tissu irien revêtu de son épithélium. On note quelques capillaires très rares à la périphérie de la tumeur.

Toute la surface antérieure du tubercule, et même de l'iris, est revêtue d'une couche de leucocytes englobés dans les mailles d'un exsudat fibrineux assez épais qui existe également derrière la face de la cornée.

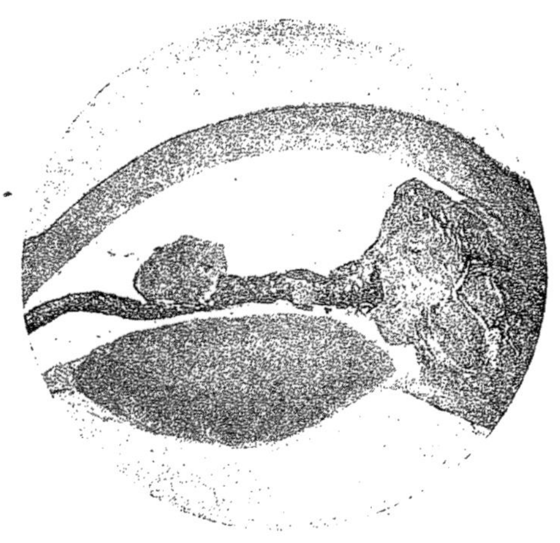

Fig. 2. — Tubercules multiples de l'iris et des procès ciliaires.

Un autre exsudat sous forme de traînée, réunit les masses déjà décrites au corps ciliaire et contient un nombre considérable de leucocytes mononucléaires et quelques-uns polynucléaires.

On trouve, en se rapprochant du corps ciliaire, une autre masse beaucoup moins volumineuse : elle occupe la moitié postérieure de l'iris et fait saillie dans la chambre postérieure en soulevant et en dissociant l'uvée.

A ce niveau, les deux masses que nous venons de décrire sont soudées à la cristalloïde antérieure par du tissu conjonctif déjà vascularisé.

Si l'on examine maintenant les procès ciliaires, on constate qu'ils sont farcis de masses tuberculeuses arrondies, au
nombre de huit environ, assez bien délimitées par des cercles pigmentés et constituées chacune par l'agglomération
de plusieurs granulations.

En avant, l'angle irido-cornéen est obstrué; en arrière,
une grosse masse envahit l'angle antérieur de la chambre

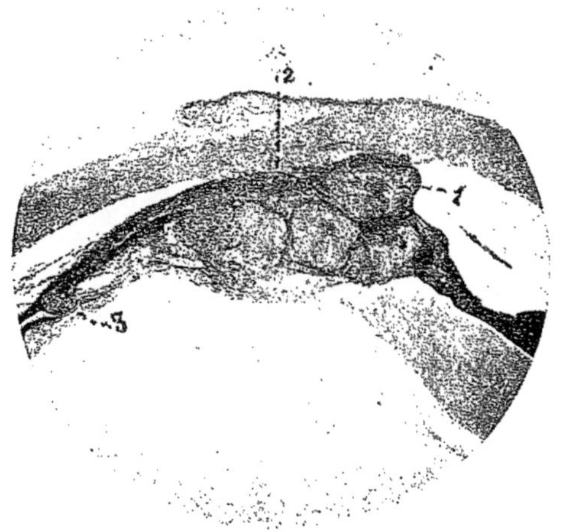

Fig. 3. — 1. Tubercules des procès ciliaires. — 2. Tubercule
du muscle ciliaire. — 3. Tubercule de la choroïde.

postérieure qui est remplie à ce niveau, d'exsudats organisés
au milieu desquels on voit déjà des vaisseaux.

D'autres masses, également, ont repoussé la zonule de
Zinn, dont les fibres sont envahies par une grande quantité de
cellules embryonnaires ou de leucocytes.

En arrière, vers la zone postéro-externe du corps ciliaire,
une masse a détruit la couche pigmentée des procès envahissant le muscle ciliaire dont les fibres sont elles-mêmes dissociées par un autre tubercule de forme ovale.

Tout à fait en arrière du corps ciliaire, et même en arrière de l'*ora serrata*, on trouve un petit tubercule arrondi placé sous la rétine qu'il a décollée.

En résumé, nous trouvons dans notre cas : tuberculose de l'iris, du corps ciliaire, du muscle ciliaire, et enfin début de généralisation à la choroïde.

Observation II

(Maria D.)

Il s'agit d'une fillette de huit ans et demi, ne présentant aucun antécédent héréditaire, ni bacillaire, ni spécifique : père et mère en bonne santé, une seule sœur bien portante.

Personnellement, sa santé fut toujours excellente et la seule maladie qu'elle fit antérieurement fut la rougeole à 6 ans.

Elle se présente dans le service de M. le professeur Rollet le 14 avril 1905 pour une affection de l'œil gauche qui aurait débuté depuis une huitaine de jours sans grands phénomènes douloureux. A l'heure actuelle, même, l'enfant se plaint surtout des douleurs provoquées par la pression digitale ; au repos elle ne souffre à peu près pas.

La conjonctive est très hypertrophiée et l'on constate un cercle périkératique très net.

On constate, à l'éclairage oblique, que la cornée est terne, dépolie, on se rend compte qu'elle est infiltrée en presque totalité mais présente surtout quatre points de descemétite très nets délimitant approximativement un quadrilatère assez régulier.

La chambre antérieure est à peu près de grandeur normale, sauf à la partie inféro-externe où la tumeur de l'iris bombe au point de toucher presque la cornée et à la partie inférieure où se sont collectés les exsudats assez abondants.

L'iris est décoloré, grisâtre et présente, entre 8 heures et 8 heures et demie environ, un petit nodule grisâtre sur la grande circonférence. Ce nodule est gros comme un grain de millet, à peu près triangulaire à base externe.

Tout autour, les vaisseaux se sont multipliés et l'on a un croissant hématique à ouverture périphérique, embrassant la tumeur et contrastant avec le reste de l'iris qui est décoloré.

On ne peut se rendre compte du degré de propagation en arrière car l'œil est inéclairable.

Au point de vue fonctionnel l'enfant ne se plaint que de très peu de photophobie : seule la grande lumière regardée en face la gêne un peu. Elle se plaint de voir trouble et n'a que 1/10 comme vision.

A l'examen général on trouve : un genou gauche volumineux dont l'enfant ne s'était jamais plaint avant les quinze derniers jours. On a affaire à une tumeur blanche contenant encore beaucoup plus de liquide que de fongosités.

Dans l'aine, on trouve un grand nombre de ganglions.

Ganglions dans les deux aisselles, ganglions sous-maxillaires du côté droit. Pas de ganglions préauriculaires.

A la percussion du thorax, on a un peu plus de matité à droite. A l'auscultation : pas de râles mais expiration très prolongée et bronchophonie à droite.

18 avril. — On a institué le traitement général : repos, suralimentation, huile de foie de morue Localement : atropine et occlusion sous la coquille.

L'iris s'est dilaté inégalement : beaucoup à la partie supérieure, très peu en bas et en dehors, empêché par la masse tuberculeuse. On constate une deuxième petite masse à côté de la principale.

22 avril. — Hémorrhagie dans la chambre antérieure : La cornée devient de plus en plus floue.

27 avril. — Les hémorrhagies se résorbent et se reforment fréquemment. On n'a plus de chambre antérieure. La masse touche à la cornée. On en est à la forme abcédée et ce n'est plus qu'un amas informe.

L'état général reste bon. Le genou reste stationnaire.

Vu la marche torpide de l'affection on peut espérer arriver à une guérison relative par le traitement général et on envoie l'enfant à la campagne.

On n'en a pas de nouvelles depuis.

OBSERVATION III

(J..., Louise. Prise dans le service de M. le professeur Gayet.)

Le 13 avril 1897, se présente dans le service de M. le professeur Gayet une jeune fille de dix-neuf ans, Mlle J..., Louise pour une affection oculaire dont le début remonte à un mois et demi environ.

Interrogée au point de vue de ses antécédents héréditaires, on ne trouve rien de notable : sa mère est morte à trente-six ans d'une affection inconnue. Son père, son frère, ses sœurs sont bien portants.

Au point de vue personnel : bonne santé habituelle, à cela près qu'elle tousse quelquefois et s'enrhume facilement.

Le début de l'affection se fit, il y a environ un mois et demi, par des douleurs très vives et de la rougeur de l'œil.

Depuis deux jours, légère régression, tant sur les phénomènes douloureux qu'inflammatoires.

Actuellement, la douleur est presque nulle ; un peu de photophobie.

Le cercle périkératique, qui était considérable au début, a beaucoup diminué, mais il est encore très net.

La cornée est terne, dépolie, elle présente à la partie postérieure trois ou quatre points de petits dépôts blanchâtres.

La chambre antérieure est diminuée par la saillie de l'iris et par la présence d'exsudats grisâtres déposés tout autour de la pupille en cercles irréguliers.

La pupille est régulière, mais immobile.

L'iris est refoulé en avant et présente des adhérences ; à sa surface, on voit de nombreuses petites granulations donnant à l'iris une coloration brunâtre.

Au point de vue fonctionnel : légère photophobie, grande diminution de l'acuité visuelle ; la malade ne distingue plus les doigts qu'à quarante centimètres

4 SE

Le 17 avril.—Les phénomènes douloureux réapparaissent plus intenses que jamais. L'iris devient plus sale.

Les granulations se sont partiellement réunies et donnent un tubercule qui empiète sur le bord pupillaire.

Injection sous-conjonctivale de sublimé.

Énucléation le 27 avril.

Fixation au formol.

L'examen de multiples préparations colorées à l'hématéïne-éosine montre qu'en certains points l'iris est envahi dans sa totalité par des masses profondes, au milieu des-quelles on rencontre de nombreuses et énormes cellules géantes entourées d'une façon plus ou moins complète par des couronnes de noyaux vivement colorés·

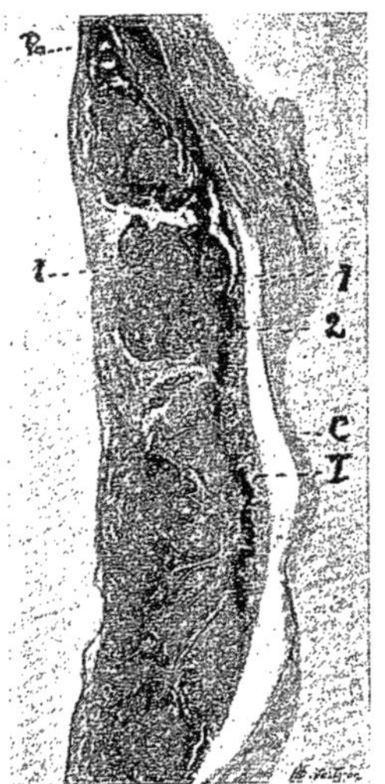

Fig. 4. — C, Cornée ; I, Iris ; Pr, Procès ciliaire ; 1. Tubercules des procès ciliaires ; 2. Cellule géante.

En certains points, on a des cercles formés par des cellules épithélioïdes, puis des cellules embryonnaires.

Il y a très peu de vaisseaux, sauf aux endroits où le tissu

irien est conservé. Au milieu de la masse sont disséminées les cellules pigmentées de l'iris.

Il s'agit donc bien d'une néoplasie tuberculeuse siégeant en grande partie à la portion marginale de l'iris.

La coupe ci contre a porté tout à fait à la racine de l'iris et montre que les procès ciliaires sont envahis par une série de masses tuberculeuses bien délimitées, à contours festonnés. Ces masses remplissent, en totalité, les vallées ciliaires et la chambre postérieure. Des franges de procès se trouvent, çà et là, englobées complètement par des masses tuberculeuses qui sont composées elles-mêmes de tubercules élémentaires conglomérés, au milieu desquels se trouvent de nombreuses cellules géantes.

Observation IV

(Société des sciences médicales de Lyon, décembre 1896.)

Présentation de malade faite par M. Aurand alors chef de clinique de M. le professeur Gayet.

Fillette entrée à la clinique ophtalmologique de l'Hôtel-Dieu le 18 décembre 1896, pour une affection de l'œil gauche ayant débuté il y a deux mois et demi sans cause apparente pour aboutir peu à peu, sans phénomènes douloureux à la perte complète de la vision distincte.

L'enfant, dont l'état général est excellent, ne présente aucun antécédent pathologique personnel, ni aucun stigmate scrofuleux ou syphilitique; l'examen des parents ne révèle aucune tare constitutionnelle. L'affection qui a débuté par une simple hyperémie de la conjonctive bulbaire se présente à cette date avec les symptômes suivants: la conjonctive bulbaire est légèrement vascularisée et présente tout autour de la cornée un véritable semis de granulations grisâtres, transparentes comme des grains de semoule, dont les unes très ténues et les autres plus volumineuses empiètent sur le limbe cornéen qui est entouré d'un cercle carminé très net.

La cornée présente également dans la région centrale deux petites nodosités grisâtres semi-transparentes, entourées d'une auréole grisâtre où l'épithélium cornéen est desquamé; quelques capillaires viennent les aborder. La chambre antérieure est diminuée de profondeur.

L'iris, repoussé en avant, sale, dépoli, est bosselé par une douzaine de tubercules gris jaunâtres, arrondis, qu'on aperçoit très bien en saillie dans la chambre antérieure à l'éclairage oblique. Ces tubercules, de volume variable, sont disséminés un peu partout sur l'iris : aussi bien à la périphérie que sur le bord pupillaire où ils provoquent des synéchies postérieures et donnent à la pupille un aspect festonné assez irrégulier.

L'examen de l'iris avec l'objectif a fait découvrir quelques capillaires rayonnés autour de quelques-unes de ces nodosités.

La pupille est obstruée par un exsudat blanc grisâtre et présente aussi une granulation jaunâtre saillante dans sa portion inférieure.

Le globe est en hypotonie légère et présente à deux millimètres environ au-dessus du limbe cornéen un léger staphylome ciliaire blanchâtre, bossué de 5 millimètres de longueur sur 3 millimètres de largeur environ.

L'examen du malade montre un état général bon : à l'auscultation on n'a que quelques râles sibilants de bronchite sans importance ; rien d'appréciable aux organes viscéraux, les ganglions ne sont pas hypertrophiés. C'est donc une tuberculose oculaire cliniquement primitive.

Au point de vue fonctionnel, un peu de photophobie. La vision de l'œil malade est purement quantitative alors qu'elle est normale de l'autre côté.

Aucun doute sur la nature tuberculeuse de l'affection : le jeune âge du malade, l'aspect blanc grisâtre des nodosités iriennes, leur grand nombre et surtout l'aspect : « grains de semoule » des granulations conjonctivales ne peuvent faire confondre l'affection avec les granulations syphilitiques de l'iris qui prêtent cependant le plus à l'erreur.

En outre, les granulations syphilitiques, sans parler des antécédents sont, en général, peu nombreuses et de couleur cuivrée assez caractéristique.

Il s'agit donc d'une tuberculose qui s'est d'abord fixée sur l'iris pour envahir secondairement le corps ciliaire puis la conjonctive et enfin la cornée. Cette marche est prouvée par le seul aspect macroscopique des lésions : sur l'iris, ce sont de véritables tubercules dont quelques-uns jaunâtres sont prêts à se caséifier alors que sur la conjonctive et la cornée on a simplement une poussée de granulations.

M. le professeur Gayet décide l'énucléation du globe avec la conjonctive bulbaire pour ne pas laisser dans l'organisme un foyer de tuberculose dont la tendance envahissante est bien démontrée par la diffusion des granulations grises.

L'énucléation réussit parfaitement et depuis l'enfant va bien.

Examen de la pièce. — Œil fixé au formol. Coloration à l'hématéine-éosine.

Les coupes montrent que l'iris est envahi dans sa presque totalité par deux grosses masses néoformées, l'une située près du bord pupillaire, l'autre près de la périphérie de l'iris. Ces mêmes masses ont envahi les procès ciliaires dissociant les éléments pigmentés et le tissu irien.

Chacune de ces masses est constituée par l'agglomération de masses arrondies plus petites dont le centre est occupé par des cellules géantes entourées de cellules épithélioïdes et embryonnaires. Le tissu de nouvelle formation, très peu vasculaire, est donc constitué par des tubercules conglomérés.

OBSERVATION V

Un cas de tuberculose de la conjonctive de la cornée et de
l'iris. (Due à l'obligeance de M. Aurand.)

En avril 1902, M. Aurand présente à la Société des sciences
médicales de Lyon, un jeune homme de 22 ans qui, depuis
un mois, a vu survenir, sur son œil gauche, une rougeur
légère, accompagnée, au début, de quelques douleurs sans
sécrétion conjonctivale.

Depuis la même époque, le malade a commencé à tousser
et à maigrir et a remarqué de l'enchifrènement de la narine
gauche.

Jusqu'à ce moment, bonne santé habituelle ; cependant, il
faut noter une broncho-pneumonie et, depuis quatre à cinq
ans, un écoulement intermittent de l'oreille gauche.

La mère a une ankylose du genou depuis l'âge de 25 ans.
Rien d'intéressant à signaler chez le père et les collatéraux.
Actuellement, le malade ne souffre pas. On constate, au
niveau de la portion inférieure médiane de la conjonctive
bulbaire, huit petites nodosités arrondies, grisâtres et transparentes, de la grosseur d'un grain de millet. Une de ces
nodosités, plus volumineuse, est particulièrement vascularisée.

Vers la portion inférieure de la cornée, près du limbe, se
voient également trois petites granulations entourées d'un
halo grisâtre, avec un pinceau vasculaire très net. Sur le
bord externe de la cornée se voient également deux petites
granulations semblables.

Un cercle carminé périkératique indique une réaction évi-
dente de l'iris, dont l'atropine a libéré rapidement les synéchies, mais il n'y a pas encore de nodosités iriennes. Rien à
noter sur la conjonctive palpébrale. Pas de ganglion préau-
riculaire. Fond d'œil normal.

D'après le docteur Rivière qui a examiné le malade, l'oreille gauche présente des lésions d'otite tuberculeuse et la paroi postérieure du pharynx est le siège d'un granité d'apparence également tuberculeuse.

Enfin, au sommet droit, on constate une submatité avec exagération des vibrations, indiquant une infiltration légère du poumon.

L'aspect des nodosités conjonctivales et cornéennes, ressemblant tout à fait aux granulations grises élémentaires de la tuberculose, leur indolence, leur lenteur à s'ulcérer, font immédiatement penser à une tuberculose de la conjonctive et de la cornée au début. Le diagnostic s'impose davantage encore chez un sujet déjà porteur de lésions tuberculeuses de l'oreille et d'infiltration du sommet. Outre la rareté de la tuberculose de la cornée, le cas est encore intéressant par le mode de propagation des lésions. Il est très probable, en effet, que l'infection tuberculeuse, primitivement localisée à l'oreille gauche, a gagné de proche en proche le cavum et les fosses nasales, puis, laissant encore intact le canal vaso-lacrymal, s'est implanté définitivement sur la conjonctive et la cornée.

Tout laisse espérer une guérison rapide.

Depuis, nous avons revu le malade :

Le 26 avril 1902. — On constate, malgré deux cautérisations, sur la cornée, une douzaine de petites taches grises, ponctiformes. Au centre même de la pupille, cinq à six taches, dont une, bien centrale, est plus volumineuse que les autres. La pupille est bien dilatée. On se décide à injecter de l'air dans la chambre antérieure, suivant la méthode de Koster ; après avoir retiré quelques gouttes du liquide de la chambre antérieure, on injecte quelques bulles d'air.

Le 28 avril. — On aperçoit sur l'iris une petite granulation tuberculeuse grisâtre, à la partie moyenne de l'iris et en dedans. Nouvelle injection d'air faite après une ponction au couteau.

Le 5 mai, le malade est revu ; il a souffert pendant un

jour de sa seconde injection. L'air s'est résorbé au bout de deux jours ; la cornée s'est très sensiblement éclaircie.

Nouvelle injection d'air.

Le 7 mai.—L'air s'est résorbé : les tubercules cornéens n'ont augmenté ni de volume, ni d'étendue, ni de nombre, mais, sur l'iris, vers sa partie moyenne, on aperçoit une nouvelle granulation grise ; la première n'a pas augmenté.

Le 10 mai. — Nouvelle injection d'air.

Le 17 novembre. — Après un mois et demi, l'œil est calmé. Sur l'iris, en-dedans, on voit trois petits tubercules en voie de guérison ; leur coloration commence à se confondre avec celle du reste de l'iris. Quatre petits leucomes sur le limbe ; deux centraux énormes. Quatre petits dépôts ponctués sur la face postérieure de la cornée. En résumé, il est guéri de sa tuberculose oculaire.

On l'envoie trois mois à la campagne où il se repose, prend de l'huile de foie de morue et se suralimente.

Revu deux ans après, il est guéri de sa tuberculose. Au point de vue oculaire, il n'a gardé que deux petits néphélions, plus une synéchie postérieure de l'iris assez étendue.

Le malade, en juin 1905, est toujours dans le même bon état,

CONCLUSIONS

I. Depuis la description de Gradenigo, la tuberculose de l'iris a été l'objet d'un nombre considérable de communications et travaux : son étude a été facilitée par toutes nos connaissances nouvelles sur la tuberculose et a été d'autant plus complète qu'on peut la reproduire expérimentalement.

II. Quelquefois cliniquement primitive, le plus souvent secondaire, elle peut se présenter sous les quatre formes suivantes :

a) Granulation simple.
b) Granulations conglomérées.
c) Tubercules abcédés.
d) Iritis séro-plastique.

III. Le diagnostic se fait : par l'aspect clinique des lésions, leur évolution, l'inefficacité du traitement antisyphilitique et par l'inoculation au cobaye.

IV. La tuberculose de l'iris aboutit presque toujours à la perte de l'œil et, trop souvent, à la généralisation tuberculeuse, mais parfois elle est curable, ce qui avait fait décrire une forme atténuée.

V. Le plus souvent, le traitement de choix est l'énucléation. Il ne faut pourtant pas trop se hâter,
car il est des cas de guérison indiscutable : au
début, on peut instituer le traitement général de
la tuberculose, localement employer les mydria-
tiques, les insufflations d'air, essayer l'iridectomie, mais il faut savoir que souvent ces
traitements sont inefficaces et que tout retard
apporté à l'énucléation constitue un danger
de généralisation.

BIBLIOGRAPHIE

Mackensie. — Traité d'oculistique.

Gradenigo. — Annales d'oculistique, t. LXIV, p. 174.

Arcoléo. — Annales d'oculistique, t. LXIV, p. 177-260.

Perls. — Archives f. opht., XIX.

Manfredi. — Contribution clinique et anatomo-pathologique de la tuberculose oculaire.

Samelsohn. — Berl. klin. Woch., 21 avril et 20 octobre 1879 et Annales d'ocul., 1880.

Parinaud. — Société de chirurgie, juillet 1879.

Haab. — Arch. für ophtalmologie, XXV, p. 163.

Nettlship et Fox. — Soc. opht. du Royaume-Uni, juillet 1881.

Falchi. — Journal de l'Académie de médecine de Turin, 1880-1882.

Panas. — Journal de médecine et chirurgie pratique, 1887. Tribune médicale, 1889. Thèse de Borris, 1893.

Füchs. — Manuel d'ophtalmologie.

De Wecker. — Traité complet.

Van Duyse. — Annales d'oculistique, 1890.

Leber. — Soc. opht. de Heidelberg.

Cornil. — Études expérimentales de Verneuil.

Kostenitsch. — Arch. de médecine expérimentale, 1892-1893

Wojtasiewicz. — Tuberculose oculaire. Thèse 1886.

Borris. — Thèse de Paris, 1892-1893.

Quint. — Centralblatt für Augenheilkunde, mars 1893.

Baas. — Albrecht von Graefe's et Archives d'ophtalmologie, 1894.

Lagrange. — Journal de médecine de Bordeaux, avril 1893.

Brandès. — Archives d'ophtalmologie, compte rendu de la Société belge d'ophtalmologie, janvier 1900.

Van Duyse. — *Id.*

Wael. — Archives of opht., vol. XXVIII, n° 2.

Félix. — Zeitschrift für Augenheilkunde et Archives. d'ophtalmologie.

Morax et Chailloux. — Annales d'oculistique, août 1901.

Calderaro. — Clinica oculistica, 1902.

Rogmann. — Annales d'oculistique, août 1903.

Gayet. — Lyon médical.

Aurand. — Lyon médical, 92 et 96.

Weigert. — Thèse 1901. Les tuberculines.

Posey Campbell. — Trans. Amer. opht. Society, vol. X, p. 2.

7172 LYON.—IMP. SCHNEIDER